DES EAUX MINÉRALES

ET

Des Boues Végéto-Minérales

DE

PRÉCHACQ-LES-BAINS (LANDES)

PAR

M. LE DOCTEUR ALFRED DARROZE

MÉDECIN DE L'ÉTABLISSEMENT THERMAL DE PRÉCHACQ-LES-BAINS
MEMBRE CORRESPONDANT
DE LA SOCIÉTÉ D'HYDROLOGIE MÉDICALE DE PARIS

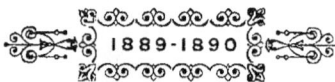

1889-1890

BORDEAUX
IMPRIMERIE NOUVELLE A. BELLIER & Cie
16 — Rue Cabirol — 16

—

1891

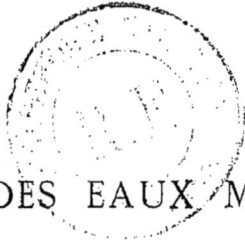

DES EAUX MINÉRO-HYPERTHERMALES

DES BOUES VÉGÉTO-MINÉRALES NATURELLES

DES EAUX SULFUREUSES ATHERMALES

DES EAUX MINÉRALES

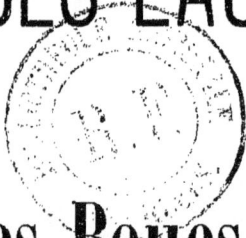

ET

Des Boues Végéto-Minérales

DE

PRÉCHACQ-LES-BAINS (LANDES)

PAR

M. LE DOCTEUR ALFRED DARROZE

MÉDECIN DE L'ÉTABLISSEMENT THERMAL DE PRÉCHACQ-LES-BAINS
MEMBRE CORRESPONDANT
DE LA SOCIÉTÉ D'HYDROLOGIE MÉDICALE DE PARIS

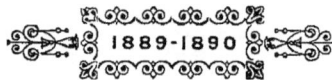

1889-1890

BORDEAUX

IMPRIMERIE NOUVELLE A. BELLIER & Cie

16 — Rue Cabirol — 16

—

1891

INTRODUCTION

Le but que nous nous sommes proposé, en écrivant ce mémoire, est de rendre service aux malades et à notre pays, de faire connaître à nos confrères les ressources minéro-thermales de Préchacq-les-Bains et les bienfaits que l'on peut retirer de leurs applications dans un grand nombre d'affections.

Tout comme celles de Dax, les eaux thermales de Préchacq étaient connues des Romains, et, depuis plusieurs siècles, elles sont surtout fréquentées par les habitants des Landes et des départements limitrophes.

Dans la notice sur le château de Poyanne, on trouve l'avis suivant, imprimé et publié en 1781, au sujet des eaux et des boues de Préchacq-les-Bains :

« Ces eaux sont très pénétrantes et ont un principe volatil qu'on ne peut définir, parce qu'on ne peut ni le retenir ni l'analyser, et qu'on ne le connaît que par ses effets. Elles contiennent une petite quantité de sel marin et de sel de Glauber et une terre calcaire très déliée. Elles excitent des sueurs abondantes, sans agiter, sans fatiguer, sans échauffer sensiblement. Par là, elles sont très efficaces contre la plupart des douleurs de rhumatisme, contre les tremblements que produit l'affaiblissement des nerfs, causé par une demi-paralysie ; contre les engourdissements, les paralysies générales ou particulières ; contre les tumeurs indolentes, les emphysèmes, les enflures œdémateuses, les foulures, etc.

» Les boues thermales qu'on trouve aussi à Préchacq sont plus efficaces que les bains dans plusieurs cas.

. » L'espèce de fermentation qu'éprouvent les eaux par leur mélange avec le limon qu'elles contiennent, développe en elles un principe plus pénétrant, plus actif : aussi voit-on souvent que les boues achèvent des cures que les bains laissent incomplètes. »

A l'époque où cet avis fut imprimé, les bains minéraux étaient pris dans de grandes piscines et les bains de boues consistaient en de grands trous remplis d'eau bourbeuse. Aujourd'hui, grâce à la construction d'un nouvel établissement qui ne laisse rien à désirer au point de vue de l'installation balnéaire, la station thermale de Préchacq-les-Bains, située non loin de l'Adour, au milieu d'une magnifique forêt de chênes, qui la met à l'abri des vents et des variations atmosphériques, possède les conditions les plus favorables aux applications thérapeutiques.

Nous croyons bien faire de terminer notre mémoire en présentant à nos confrères un certain nombre d'observations cliniques prises par nous durant les années 1889-1890.

DES EAUX MINÉRO-HYPERTHERMALES

DES BOUES VÉGÉTO-MINÉRALES NATURELLES

DES EAUX SULFUREUSES ATHERMALES

DE

PRÉCHACQ-LES-BAINS

Des Eaux minéro-hyperthermales.

Les eaux minéro-hyperthermales de Préchacq appartiennent à la famille des eaux sulfatées calciques, qui a reçu la dénomination d'indéterminée à cause de la faiblesse de sa minéralisation, mais qui, par sa thermalité, rivalise avec d'autres classes dont le principe minéralisateur est plus puissant que le sien.

Ces eaux, qui prennent naissance dans les terrains de transition, sont limpides, transparentes, dépourvues d'odeur et de saveur ; elles dégagent de l'azote, de l'acide carbonique et de l'oxygène en quantité appréciable. Leur température est de 58° centigrades ; leurs réservoirs naturels sont remplis de conferves verdâtres, qui forment le limon végétal, et de pellicules, qui sont un mélange de matière organique et de matière minéralisée.

Les sources thermales de Préchacq sont nombreuses; la plus importante fournit un débit de 90,000 litres par jour.

Les dernières analyses des eaux et des boues de Préchacq ont été faites par M. Landry, lauréat de l'École de Médecine et de Pharmacie de Bordeaux, et par M. Denigès, professeur agrégé de la Faculté de Médecine de Bordeaux.

ANALYSE DE L'EAU SULFATÉE CALCIQUE HYPERTHERMALE

Par M. LANDRY

Eau : 1000 — Densité : 1,0019

Carbonate de chaux	0ᵍ0801
. . de magnésie.	0,0237
— de fer	0,0017
— de manganèse.	traces
— de lithine	traces
Sulfate de soude	0,1170
— de magnésie.	0,0922
— de chaux.	0,4104
Chlorure de sodium	0,2660
— de magnésium.	0,0092
Silice	0,0281

Phosphate de chaux . . . . traces

Iode . . . . traces

Brome . . . . traces

Matières organiques (barégine). . . traces

$1^g 0284$

ANALYSE DE L'EAU SULFATÉE CALCIQUE HYPERTHERMALE

58 Degrés.

Par M. le Docteur DENIGÈS

GROUPEMENT HYPOTHÉTIQUE DES ÉLÉMENTS

Chlorure de sodium . . . . $0^g 2668$

— de magnésium 0,0779

Carbonate de magnésium 0,0818

Sulfate de potassium 0,0087

— de calcium 0,6324

— de magnésium 0,0376

Silice totale 0,0095

Oxyde ferrique 0,0011

Matières organiques, lithine, mago-
manganèse, phosphates, iode et
pertes . . . . $0^g 0442$

$1^g 1600$ p. litre.

Acide carbonique libre 0,0975

Les eaux thermales sont administrées :

1° A l'intérieur, en boisson;

2° A l'extérieur, en bains généraux et locaux, en douches, en bains de vapeurs.

Prises à l'intérieur et à faible dose, les eaux éveillent l'appétit, sont laxatives et diurétiques. Elles doivent ces propriétés aux sulfates de chaux, de soude et de magnésie qu'elles tiennent en dissolution.

Prises à dose plus élevée, elles sont sudorifiques, sans jamais devenir trop excitantes.

Par leur action diurétique, elles agissent sur les voies urinaires, augmentent, modifient la sécrétion rénale et produisent d'excellents résultats dans la gravelle, les coliques néphrétiques, les catarrhes de la vessie.

Par suite de leur action spéciale sur la circulation générale, elles possèdent, dans certains cas, une influence très marquée sur l'utérus et la menstruation.

Utilisées à l'extérieur en bains, en douches, à l'état de vapeurs, les eaux sulfatées calciques produisent des effets qui varient d'après leur température et leur durée d'application.

En effet, tandis qu'elles sont sédatives dans un bain de 33 à 36 degrés, elles deviennent excitantes, révulsives et résolutives à une température plus élevée. Grâce à cette température que l'on peut graduer, et aux agents artificiels que possèdent les Thermes de Préchacq, il est facile d'obtenir des eaux une activité thérapeutique et, dans ces conditions, elles fournissent d'excellentes médications au rhumatisme articulaire chronique, à toutes les formes de rhumatisme musculaire, aux rhumatismes névralgiques et aux rhumatismes viscéraux.

Les eaux indéterminées étant essentiellement des eaux sédatives, celles de Préchacq, qui appartiennent à cette famille, sont avantageusement utilisées dans le traitement des névroses, des névralgies externes et internes, surtout quand il n'existe pas d'altérations organiques, et dans celui de certaines paralysies dépendant soit du rhumatisme, soit de l'hystérie. Dans ces dernières affections, que l'on emploie le bain ou la douche, on doit toujours tenir compte de l'impressionnabilité des malades et de leur tempérament.

Le Dr Gallard, dans ses leçons cliniques sur les maladies des femmes, conseille pour le traitement de la métrite chronique les eaux chaudes peu minéralisées, employées en bains généraux tièdes et prolongés, en douche générale, en irrigations vaginales.

Dans son traité des eaux minérales, le Dr Durand-Fardel, parlant des eaux faiblement minéralisées, dit :

« Les maladies utérines trouvent près des indéterminées une médication pleine de ressources précieuses. Il est un ensemble d'anémie, de nervosisme, d'irritabilité, qui, dans bien des cas, en dehors de tout état diathésique déterminé, ou même en présence d'états diathésiques qui sembleraient devoir dominer l'indication, constitue le plus grand obstacle à leur traitement, et contre lequel la thérapeutique ordinaire ne fournit que des ressources bien insuffisantes. L'emploi d'eaux minérales plus actives, malgré d'apparentes indications, se heurte souvent contre des intolérances formelles. C'est alors que l'on peut recourir avec sécurité aux indéterminées. On en obtient souvent un de ces résultats qui, à défaut d'intervention curative directe, sont le propre de la médication thermale : ramener l'organisme au point où peut s'opérer la guérison spontanée, ou bien où les médications, demeurées impuissantes jusqu'alors, retrouvent une efficacité réelle.

» Si les indéterminées se séparent très nettement des eaux franchement minéralisées, pour ce qui concerne leurs indications et leurs effets, elles se rapprochent de certaines eaux minérales auxquelles des caractères chimiques plus précis que les leurs laissent cependant des attributions assez semblables à celles qui leur appartiennent. »

A toutes ces affections qui peuvent bénéficier du traitement thermo-minéral de Préchacq-les-Bains, nous devons encore ajouter certaines maladies de la peau, principalement les dermatoses eczémateuses sèches, auxquelles conviennent souvent bien plus les eaux indéterminées que les eaux riches en minéralisation et plus ou moins excitantes.

Des Boues végéto-minérales naturelles.

C'est principalement à ses boues végéto-minérales naturelles que la station thermale de Préchacq-les-Bains doit sa réputation et sa vogue qui augmentent chaque année.

Ces boues, composées en grande partie de sable, d'argile, de matière organique, de sels de chaux et de fer, de chlorure de sodium, sont constituées par des dépôts de l'Adour, dans lesquels on trouve un limon minéral et un limon végétal; le premier formé par les sédiments des eaux minérales, le second par la décomposition des conferves, si abondantes dans les sources.

ANALYSE DES BOUES VÉGÉTO-MINÉRALES
Par M. LANDRY

100 grammes de boues évaporées à 110 degrés donnent :

Eau.	50^{g}50
Carbonate de potasse	traces
— de soude	traces
— de chaux	4,84
— de lithine	traces

Sulfate de potasse . . . .   traces

—   de soude . . . .   traces

—   de chaux   0,62

Phosphates divers . . . .   traces

Chlorure de sodium   1,82

Bromure de calcium . . . .   traces

Iodure de calcium . . . .   traces

Fluorure de calcium . . . .   traces

Sulfure de calcium   0,58

—   de fer   1,10

Silice   10,44

Silicate d'alumine   17,70

Matières organiques   12,60

Pertes   0,10

$\overline{}$

100^g00

ANALYSE DES BOUES VÉGÉTO-MINÉRALES

Par M. le Docteur DENIGÈS

Professeur agrégé.

Eau . . . . 48^g84

Carbonates alcalins . . . .   traces

Sulfates alcalins . . . .   traces

Acide phosphorique total . . . . 0^g005

Carbonate de chaux   3,400

Sulfate de chaux   0,295

Chlorure de sodium   0,0468

Fer sulfuré (ferreux)   0,0402

Fer oxydé (ferrique)   1,520

Fer combiné à la matière organique . . .   0,450

Silicate d'alumine   10,472

Silice   31,268

Matières organiques   3,580

Pertes   0,083

Résidu sec   51,16
                                              ———————
                                              100^{g}00

Prises directement dans les sources thermales, les boues, après avoir été tamisées, sont portées immédiatement dans des piscines incessamment parcourues par l'eau minéro-thermale, où leur température peut être réglée entre 34 et 45 degrés centigrades.

Utilisées dans ces conditions en applications générales et en applications locales, elles possèdent une action résolutive et reconstituante très énergique qu'elles tirent de leur composition, de la matière organique, des sels qu'elles renferment, de leur hyperthermalité, de la tension électrique qui se développe en elles, et si leur action est plus puissante que celle des eaux thermales, elles le doivent surtout à leur grande concentration et à la pression topique qu'elles exercent sur la surface cutanée des malades.

Dans les applications soit générales, soit locales, les boues élèvent la température du corps humain, accélèrent la circulation sans produire trop d'excitation, grâce à la buée chaude qui, se dégageant du bain, établit l'équilibre entre la température intérieure du corps et sa température extérieure ; elles produisent une sudation abondante qui peut toujours être réglée par le degré de température et la durée du bain, sudation bientôt suivie d'une excitation générale dont les effets se font bien vite sentir, soit par le bon fonctionnement de la peau, soit par la résorption des épanchements articulaires, soit par la disparition des dépôts morbides qui se développent autour et dans les articulations, soit enfin par la vitalité qu'obtiennent les tissus et les muscles affaiblis ou atrophiés. Au bout de quelques jours de traitement, les malades éprouvent une sensation de bien-être général, caractérisé par une augmentation des forces et de l'appétit et par le jeu régulier de l'organisme.

Nous empruntons au *Traité des eaux minérales*, par M. Durand-Fardel, les lignes suivantes :

« Les bains de boues sont un adjuvant énergique de la médication thermale et sont propres à l'aider puissamment dans ses actions reconstituantes et surtout résolutives.

» M. Boshan divise en quatre groupes les maladies dans lesquelles ils se montrent le plus efficaces (1) :

» 1° Affections où le phénomène prédominant est l'atonie de l'appareil cutané, soit qu'il se trouve dans un état de torpidité ou d'inactivité complète, soit qu'il y ait exagération de la sécrétion sudorale (éphydrose).

(1) *Essai sur les bains de boues ferrugineuses de Franzensbad*, 1852.

» 2° Affections oligaimiques ou hydrémiques, avec diminution des éléments coagulables du sang : ainsi dans la chlorose, le scorbut, la ménorrhagie chronique, le diabète, les suites du choléra, etc.

» 3° Dyscrasies dans lesquelles les anomalies des fonctions végétatives sont la conséquence de l'état de faiblesse des organes : ainsi, scrofule, rachitisme, arthritisme atonique.

» 4° Les affections nerveuses, spasmodiques, ou paralytiques, ou uniquement caractérisées par la douleur. Mais c'est encore à titre de topiques résolutifs que les boues paraissent rendre des services réels. Il faut placer en tête de leurs applications les arthrites chroniques, très diverses par leur origine, beaucoup plus rapprochées dans leurs résultats qu'embrasse le terme générique de rhumatisme. M. Charpentier a présenté d'une manière très complète les sujets multipliés de leurs applications. Celles-ci sont indiquées dans les états morbides que l'inflammation rhumatismale détermine dans les muscles de la vie de relation, les aponévroses, les tendons et leurs coulisses, et aussi dans les parties molles qui environnent les articulations ou celles situées dans leur intérieur; d'où résultent l'épaississement des ligaments, l'altération des cartilages et des os eux-mêmes; des épanchements de nature diverse dans la capsule synoviale, etc.; la faiblesse, la paralysie, l'atrophie des muscles, d'où résultent la difformité des articulations et la vicieuse direction des membres (1); les maladies articulaires, suites d'entorses, de coups, d'affections scrofuleuses; les fausses ankyloses, les suites de luxations ou de fractures, les plaies calleuses, fistuleuses, surtout celles

(1) *Traité des eaux et des boues de Saint-Amand,* 1852.

produites par les armes à feu, les engorgements du tissu cellulaire. »

Ces citations sont propres à donner une idée du parti que l'on peut tirer du bain de boues. Il ne faut pas toujours y voir une contre-indication dans l'existence de lésions articulaires ou osseuses définitivement et absolument irrémédiables, parce que celles-ci sont toujours accompagnées d'altérations moins avancées et qui ont à subir encore des actions résolutives.

Les boues trouvent leurs applications dans l'arthrite noueuse, désignée également sous le nom de rhumatisme goutteux, qui débute par les petites articulations pour gagner les grandes articulations des membres ; dans l'arthrite d'Héberden, qui, d'après Charcot, n'est qu'une arthrite sèche des articulations phalangiennes de la main, se rencontrant parfois chez des sujets rhumatisants ou goutteux.

Elles sont également indiquées pour le traitement de la goutte chronique asthénique, à la condition de ne commencer le traitement qu'à une époque assez éloignée des accès qui peuvent se produire ; pour celui de l'atrophie musculaire consécutive au rhumatisme ; pour celui des névralgies d'origine rhumatismale, principalement du lumbago et de la sciatique ; et, dans certaines maladies chirurgicales, leur médication reconstituante et résolutive produit d'excellents effets sur les tissus épaissis, engorgés, indurés et les trajets fistuleux.

Des Eaux sulfureuses athermales.

La station thermale de Préchacq-les-Bains a le précieux avantage de pouvoir utiliser, en même temps que les eaux sulfatées calciques et les boues végéto-minérales, des sources d'eaux sulfureuses. Captées avec le plus grand soin, ces sources sont aujourd'hui conduites au nouvel établissement et utilisées en boisson, bains, pulvérisations et humages.

Les eaux sulfureuses sont limpides, incolores; elles ont une odeur d'acide sulfhydrique, une saveur sulfureuse et une température de 18°.

ANALYSE DE L'EAU SULFUREUSE

Par M. LANDRY

Eau : 1000. — Densité : 1,0019.

Température	18 degrés.
Acide sulfhydrique	0^g0377
Sulfure de calcium	0,0638

Carbonate de chaux 0,0218

—   de magnésie. 0,0124

—   de fer. 0,0014

—   de manganèse. . . . . . traces

Chlorure de sodium. 0,2472

—   de magnésie. 0,0064

—   de lithine . . . . traces

Phosphate de chaux . . . . traces

Iode . . . . traces

Brome . . . . traces

Sulfate de soude 0,0820

—   de chaux 0,3704

—   de magnésie. 0,0078

Matières organiques (barégine). . . traces

0^{g}8222

ANALYSE DE L'EAU SULFUREUSE

Par M. le Docteur DENIGÈS

GROUPEMENT HYPOTHÉTIQUE DES ÉLÉMENTS

Sulfure de sodium . . . . 0^{g}00546

Chlorure de sodium 0,48906

—   de magnésium. 0,09690

Carbonate de calcium 0,11900

—   de magnésium. 0,05124

Sulfate de potassium 0,05742
— de calcium 0,09588
Silice totale. 0,12500
Oxyde ferrique. 0,00280
Matières organiques, traces de sels
    divers, d'arsenic et pertes . . . 0,11874
                                               1^{g}0480
Hydrogène sulfuré . . . . 0^{g}03179 p. litre.
Acide carbonique libre. . . . . . 0^{g}136

Cette eau présente cette particularité que la presque totalité de son hydrogène sulfuré est libre et non combiné, et cela grâce à la dose assez forte de gaz carbonique qu'elle renferme.

L'arsenic y est à l'état de traces très faibles.

Par l'ensemble de leurs caractères, ces eaux peuvent être classées parmi les eaux sulfhydriquées.

D'après M. Durand-Fardel, les eaux sulfurées calciques sont toutes des sulfhydriquées et les eaux sulfhydriquées sont toutes des sulfurées calciques qui ne doivent leur qualité qu'à la production transitoire, et jusqu'à un certain point théorique, du sulfure de calcium.

Les eaux sulfureuses de Préchacq sont donc en même temps sulfurées calciques et sulfhydriquées.

Or, comme il existe entre les sources séléniteuses et les sources sulfurées calciques beaucoup d'analogie, nous mettons sous les yeux du lecteur la description que M. Filhol fait des sources sulfurées calciques (1) :

(1) Filhol. *Eaux minérales des Pyrénées.*

« Il existe entre les sources sulfurées calciques et les sources séléniteuses une relation évidente et incontestable. Toutes deux naissent dans les terrains secondaires ou dans les terrains tertiaires, souvent voisins de dépôts de gypse, qui fournissent à ces eaux un des éléments indispensables à leur formation (le sulfate de chaux). Les eaux sulfurées calciques, que M. Fontan nomme eaux sulfureuses accidentelles, et qui, primitivement, sont séléniteuses, ne deviennent sulfureuses que par suite de la décomposition que le sulfate de chaux qu'elles renferment éprouve, sous l'influence des matières organiques dont le sol qu'elles traversent est imprégné. C'est presque toujours après avoir traversé des couches de tourbes, ou après avoir parcouru des prairies tourbeuses, que ces eaux acquièrent l'odeur et la saveur sulfurées. Il existe donc entre ces sources et les sources salines séléniteuses une relation évidente. Ainsi les eaux sulfurées calciques joignent aux propriétés des eaux sulfureuses les propriétés des eaux séléniteuses et exercent sur l'appareil gastro-intestinal une action dérivative égale à l'action des eaux séléniteuses, ce que ne produisent pas les eaux sulfurées sodiques. Cette association d'une quantité notable de matières salines à une proportion assez forte de sulfure de calcium donne à ces deux espèces de sources des propriétés minoratives, que n'ont pas les sources à base sulfurée sodique. Aussi, lorsqu'on veut agir sur le tube digestif dans les affections dartreuses, produites par un arrêt dans le flux hémorroïdaire, il faut employer les eaux sulfurées calciques ou les eaux séléniteuses. »

Nous n'avons pas la prétention de donner une monographie complète de l'action physiologique et thérapeutique des eaux sulfureuses de Préchacq. Nous dirons seulement que, comme dans toutes les eaux sulfureuses, l'élément sulfureux y résume son action par celle de l'hydrogène sulfuré ; que ce gaz absorbé par la peau, par l'intestin, par la voie pulmonaire, agit différemment selon la dose introduite dans la circulation et que, par son action sur le système nerveux, il produit des effets sédatifs ou excitants. La présence dans la composition des eaux des sels de chaux, de soude et de magnésie, du chlorure de sodium, leur donne des propriétés digestives et laxatives, dont les effets physiologiques et thérapeutiques sont constants dans certaines affections gastro-intestinales. Enfin l'association de l'élément ferrugineux à l'élément salin les rend toniques et reconstituantes.

« Je regarde comme précieuse, dit Filhol, l'association de l'élément ferrugineux à l'élément salin que l'on rencontre dans quelques eaux sulfureuses, et je suis persuadé que des malades qui ne supporteraient pas l'usage d'une eau simplement ferrugineuse supporteraient souvent avec beaucoup plus de facilité celui d'une eau dans laquelle le fer est accompagné de quantité plus ou moins notable de sulfate de magnésie, de soude, de chaux. » Nous estimons que la valeur des eaux sulfhydriquées de Préchacq-les-Bains est de premier ordre.

Utilisées en boisson, en bains, pulvérisations et humages, elles sont un agent thérapeutique des plus sûrs, et suivant les doses d'eaux minérales que l'on boit ou la manière rationnelle dont on prend les bains, on obtient des effets qui se traduisent par de la sédation, par une légère stimulation ou par de l'excitation. Ces eaux sulfureuses sont surtout applicables dans les affections du tube digestif, de l'appareil respiratoire et dans les maladies de la peau. L'excitation physiologique qu'elles produisent leur donne une action reconstituante qui se fait sentir par l'augmentation de l'appétit, la facilité de la digestion et l'accroissement des secrétions. Aussi offrent-elles une excellente médication dans certaines formes de dyspepsie chez des malades herpétiques, lymphatiques ou rhumatisants, dans la dyspepsie flatulente acide et l'entérite chronique. Grâce à l'action que l'hydrogène sulfuré, absorbé par la voie intestinale, exerce sur les fonctions du foie en activant la sécrétion de la bile, elles sont indiquées dans la congestion du foie occasionnée par des affections gastro-intestinales, dans celle de la rate occasionnée par l'impaludisme.

Comme toutes les eaux sulfureuses qui sont le médicament spécial du catarrhe bronchique, les eaux sulfhydriquées de Préchacq-les-Bains agissent dans cette dernière affection par la stimulation qu'elles produisent dans les fonctions de la peau et les sécrétions en général, et par l'irritation résolutive de la muqueuse des bronches; et comme elles sont très digestives, elles sont parfaitement supportées par les malades.

Employées sous forme de gargarismes, de pulvérisations, elles rendent de réels services dans le catarrhe laryngé et l'angine glanduleuse. Elles sont indiquées pour le traitement de l'asthme catarrhal ou humide, pour celui de la phthisie développée chez des individus lymphatiques ou scrofuleux, à la condition que la maladie n'ait pas dépassé la première période de son évolution, et que les sujets ne soient pas disposés aux congestions, aux hémoptysies.

Les eaux sulfureuses sont très avantageusement applicables à beaucoup d'affections de la peau et principalement aux diverses variétés de l'eczéma et de l'impétigo qu'elles modifient presque toujours, tandis que les dermatoses sèches sont traitées de préférence par l'emploi des eaux indéterminées.

Enfin, parmi les nombreuses affections qui sont encore justiciables du traitement sulfureux à Préchacq-les-Bains, nous nous contenterons de citer certaines formes de rhumatisme chez des sujets mous et lymphatiques, et la métrite chronique liée à une diathèse herpétique.

OBSERVATIONS CLINIQUES

Prises durant les années 1889-1890

·

OBSERVATION I

Rhumatisme poly-articulaire subaigu.

Mme L..., quarante-quatre ans, tempérament sanguin, constitution forte, arrive à l'établissement le 28 mai 1889. Pas d'antécédents héréditaires. La malade avait toujours joui d'une excellente santé, lorsque dans le courant du mois d'avril dernier, elle ressentit subitement pendant la nuit des douleurs qui devinrent très promptement aiguës dans toutes les articulations du bras droit, de la cuisse, du genou, du pied droits, avec fièvre intense. Cet état persista plusieurs jours et ne s'améliora qu'à la suite d'un traitement énergique (saignée, sulfate de quinine, salicylate de soude).

ETAT ACTUEL. — Mme L... se trouve très fatiguée; elle mange peu, dort mal. Elle éprouve encore un peu de douleur dans l'épaule, le coude et le poignet droits; les articulations carpo-métacarpiennes sont gonflées et assez douloureuses; il en est de même des articulations phalangiennes. Aussi ne peut-elle se servir de la main droite qu'avec beaucoup de difficulté. Elle accuse une légère douleur dans l'articulation sacro-iliaque droite; mais le genou du même côté est douloureux, empâté; les mouvements de flexion sont difficiles et produisent des craquements; enfin, il existe une hydarthrose de l'articulation tibio-tarsienne. La malade ne peut marcher qu'avec l'aide d'une personne. Rien du côté du cœur. Urines chargées.

TRAITEMENT. — Le matin : les deux premiers jours, bain à 37 degrés; à partir du troisième jour, bain de boues. Le soir : douche chaude, généralisée, brisée, au-dessus des articulations atteintes. Matin et soir, deux verres d'eau sulfatée en boisson. A la fin de la première semaine, l'état général de Mme L... se modifie. Les douleurs et les gonflements articulaires commencent à disparaître; la malade se sert très bien de la main droite et marche moins difficilement; et quand après vingt-deux jours de traitement, elle quitte l'établissement, il n'existe plus qu'un peu de raideur dans le genou et un léger empâtement péri-articulaire du pied droit. La marche n'est plus ni pénible, ni douloureuse, et nous considérons la malade comme guérie.

OBSERVATION II

Rhumatisme articulaire progressif.

M. L..., soixante-quatorze ans, tempérament sec, constitution bonne, nous est adressé le 12 août 1889.

Pas d'antécédents rhumatismaux. Le malade a toujours

joui d'une bonne santé jusqu'au mois de janvier dernier, époque à laquelle, à la suite d'un refroidissement qu'il éprouva durant une promenade, il ressentit pour la première fois une légère douleur dans les articulations du pied et du gros orteil gauches qui offraient un peu d'empâtement.

Au bout de deux ou trois jours, la douleur gagna les articulations tibio-métatarsiennes droites. De là elle se porta à la région lombaire et finit par atteindre l'épaule gauche et la région de la nuque.

ETAT ACTUEL. — Les muscles du cou et de la tête sont affectés (cervicodynie), et M. L... se plaint d'une douleur assez aiguë qu'il éprouve à la nuque ; les mouvements de flexion et d'extension du cou sont pénibles ; il y a un peu d'embarras dans les mouvements de déglutition et la moindre fatigue provoque des douleurs céphaliques. La pression sur l'épaule gauche est douloureuse et le malade peut difficilement porter le bras en arrière. Il existe un peu de gonflement et un peu de douleur dans les articulations tibio-tarsiennes et tarso-métatarsiennes : ces symptômes sont plus prononcés dans le pied gauche dont le gros orteil est légèrement déformé. On sent de petites nodosités au niveau des articulations des phalanges. De temps en temps, le malade ressent des douleurs dans la région lombaire ; la marche est pénible. Les urines sont un peu chargées ; quoique les digestions soient un peu longues, l'état général est assez bon ; rien du côté du cœur.

TRAITEMENT. — Le matin, bain de boues ; le soir, au début, douche généralisée, suivie de douche froide à partir de la deuxième semaine. Matin et soir, un verre d'eau

sulfureuse en boisson. Malgré son âge avancé, M. L... a très
bien supporté ce traitement actif durant vingt jours, et quand
il est parti une grande amélioration s'était produite dans son
état. La douleur de la nuque avait presque complètement
disparu ; les mouvements de flexion et d'extension du cou
étaient moins pénibles ; plus de douleur dans l'épaule gauche.
Il n'existait presque plus de gonflement dans les articulations
des pieds ; la marche était plus facile. Nous avons eu
l'occasion d'avoir des nouvelles de M. L..., trois mois après
son départ de Préchacq, et nous avons appris que l'amélioration constatée par nous s'était encore accentuée.

OBSERVATION III

Rhumatisme blennorrhagique.

M. D..., âgé de vingt-un ans, tempérament lymphatico-
sanguin, constitution assez bonne, arrive le 6 juin 1889. Au
mois de février dernier, le malade contracte une blennorrhagie,
qui est suivie, au bout de vingt jours, d'accidents rhumatismaux localisés aux coudes, aux genoux et aux articulations
tibio-tarsiennes. Un traitement approprié du médecin ordinaire
calme les douleurs et paraît enrayer les arthrites ; mais dans
le courant du mois de mai les accidents reparaissent.

ÉTAT ACTUEL. — Pas d'écoulement ; plus de douleur ni de
gonflement dans les articulations des coudes. Les genoux
sont tous deux atteints, le droit moins que le gauche ; les

mouvements de flexion sont très limités. Les articulations tibio-tarsiennes sont gonflées, douloureuses ; la douleur est surtout très vive dans le talon gauche, et elle s'étend dans les articulations tarso-métatarsiennes. La marche est des plus pénibles ; le cœur est indemne. Depuis quelque temps, l'état général laisse à désirer ; l'appétit est irrégulier, les digestions sont un peu difficiles.

TRAITEMENT. — Le matin, bain de boues ; le soir, douche générale tempérée, brisée sur les articulations atteintes, de six minutes de durée, et suivie d'une douche froide d'une minute. Ce traitement est suivi durant vingt jours ; dès les premiers jours, les douleurs se calment, le gonflement articulaire diminue peu à peu, et quand le malade quitte l'établissement, toutes les articulations jouent parfaitement, la marche est facile. L'état général est excellent.

OBSERVATION IV

Rhumatisme goutteux.

Mme M..., trente-trois ans, tempérament sanguin, constitution assez forte, nous est adressée le 17 mai 1889. Père rhumatisant et goutteux ; ménopause depuis quatre ans.

Il y a deux ans, la malade ressentit quelques douleurs rhumatismales dans les articulations des poignets et des gros orteils sans gonflement appréciable. Au mois d'avril dernier, elle fut atteinte de rhumatisme goutteux qui, après avoir débuté par les deux gros orteils, gagna les articulations tibio-tarsiennes et les genoux.

ÉTAT ACTUEL. — Les gros orteils, et principalement le droit, sont gonflés et douloureux ; il en est de même des articulations tibio-tarsiennes et fémoro-tibiales. La marche est difficile ; l'appétit est diminué ; il y a un peu de dyspepsie ; les urines sont très chargées.

TRAITEMENT. — Le matin, bain tempéré, remplacé au bout de six jours par un bain de boues. Le soir, douche à jet brisé, tempérée. Matin et soir, deux verres d'eau sulfatée en boisson, avant chaque repas un verre d'eau sulfureuse. A la fin de la première semaine, la malade éprouve un mieux sensible, et, quand, après vingt jours de traitement, elle quitte Préchacq, l'appétit est revenu, les digestions sont faciles ; à part le gros orteil droit qui est resté un peu gonflé, toutes les autres articulations atteintes ont repris leur état normal. Plus de sensibilité articulaire ; Mme M... marche très librement.

OBSERVATION V

Névralgie sciatique.

M. S..., âgé de quarante-huit ans, tempérament sanguin, constitution forte, nous est adressé le 15 juillet 1889.

Père rhumatisant et mort à l'âge de soixante-dix ans. Depuis quelques années, M. S..., quoique jouissant d'une bonne santé, souffrait de temps en temps de légères douleurs rhumatismales, localisées principalement aux épaules, aux genoux, sans gonflement articulaire.

Ce n'est qu'au mois de mars dernier que, pour la première fois, il fut atteint de sciatique droite.

Durant un mois, la marche fut impossible; les douleurs furent très violentes et ne se calmèrent un peu qu'après l'application de plusieurs vésicatoires volants.

ETAT ACTUEL. — Quoique moins souffrant, M. S... marche assez difficilement. La douleur existe sur tout le trajet du nerf sciatique; mais elle est plus prononcée à la région fessière et dans le creux poplité. Les mouvements de flexion de la jambe sur la cuisse sont assez pénibles; légère douleur dans le genou droit où l'on perçoit quelques craquements. Etat général assez bon; rien du côté du cœur.

TRAITEMENT. — Le matin, bain de boues. Le soir, douche chaude généralisée, à forte pression sur les parties atteintes, durant les dix premiers jours. A partir de ce moment, douches écossaises jusqu'à la fin du traitement qui dure vingt jours. Deux verres d'eau sulfatée matin et soir. Le malade quitte Préchacq parfaitement ingambe, et n'éprouve plus la moindre douleur.

OBSERVATION ·VI

Sciatique double.

M. T..., trente-sept ans, tempérament nervo-sanguin, constitution bonne, arrive le 8 septembre 1890.

Il y a deux ans, il souffrit pour la première fois d'une

névralgie, intéressant le plexus sacré et le nerf sciatique gauche. Il y a trois mois, après avoir passé l'hiver sans souffrance, il ressentit de nouveau la douleur, qui gagna le membre inférieur droit. Durant plus de deux mois, les souffrances ont été très vives. Marche impossible. A deux reprises les crises de douleurs sciatiques ont été intolérables, et n'ont pu être calmées qu'à l'aide d'injections hypodermiques de morphine à doses assez élevées. Depuis quelques jours, la douleur est supportable, mais le malade ne peut marcher qu'avec beaucoup de peine. Il existe un peu de dyspepsie ; néanmoins, l'état général est assez bon.

TRAITEMENT. — Durant les cinq premiers jours, bain thermal le matin, remplacé ensuite par le bain de boues ; douche chaude le soir et à forte pression, suivie, les derniers jours du traitement, d'une douche de vapeur sur les régions malades. Matin et soir deux verres d'eau sulfureuse en boisson. Le malade quitte Préchacq parfaitement ingambe.

OBSERVATION VII

Névralgie cervico-brachiale.

M. L..., cinquante ans, tempérament nerveux, constitution moyenne, arrive à Préchacq le 1er juin 1890.

Depuis plusieurs années, M. L... ressent chaque hiver quelques douleurs, principalement dans les muscles du thorax et de la région lombaire. Néanmoins, jamais ces douleurs n'ont été aiguës et, aussitôt que la belle saison revient, elles disparaissent sans que le malade ait jamais besoin de suivre un traitement spécial. Au mois de mars dernier, M. L... éprouva tout d'un coup une douleur aiguë dans l'épaule gauche, douleur qui gagna peu à peu le bras sans dépasser l'articulation du coude. Malgré un traitement énergique, l'état aigu a duré longtemps et actuellement encore M. L... éprouve parfois des crises assez violentes. La pression réveille très peu de douleur dans les muscles de l'épaule et du bras, dont les mouvements articulaires sont parfaitement libres ; mais la douleur devient assez forte aussitôt que l'on appuie sur le trajet du plexus brachial, principalement à la partie supérieure du deltoïde.

TRAITEMENT. — Au début, bain d'étuve le matin ; douche chaude le soir. A partir du septième jour, les bains d'étuves sont remplacés par des bains de boues, et, quand M. L... quitte l'établissement, c'est-à-dire après dix-neuf jours de traitement, il ne ressent plus la moindre douleur.

OBSERVATION VIII

Polyarthrite rhumatismale.

M. N..., dix-sept ans, tempérament lymphatique, constitution moyenne, nous est adressé le 11 juin 1890. Père légèrement rhumatisant.

Cet hiver, à la suite d'un refroidissement, M. N... a été

pris de douleurs rhumatismales aiguës qui, après avoir débuté par quelques articulations, se sont peu à peu généralisées, tout en étant plus violentes dans les articulations des pieds, des genoux, des poignets et du rachis. Actuellement, il existe encore quelques points bien nets au point de vue du siège de la douleur; d'abord au niveau de l'interligne articulaire de l'articulation radio-carpienne gauche; ensuite au-dessus de l'interligne articulaire du condyle interne des genoux et au point où s'insère le ligament rotulien. Il y a de l'empâtement et de la raideur dans l'articulation des genoux; quand on donne un coup sec sur la rotule, on provoque une douleur assez vive. On constate encore de la douleur le long du tendon d'Achille de la jambe droite, de la raideur et du gonflement dans les deux articulations tibio-tarsiennes et les articulations tarso-métatarsiennes. Les douleurs qui ont existé au début dans les épaules, les coudes et les poignets, ont à peu près complètement disparu. M. N... marche avec la plus grande difficulté; depuis longtemps il a perdu l'appétit et le sommeil; il se sent assez faible; en somme, son état général laisse à désirer.

TRAITEMENT. — Le matin, bain de boues. Le soir, douche chaude, brisée et généralisée, durant dix-huit jours. Deux verres d'eau sulfureuse en boisson chaque jour. A son départ, M. N... n'éprouve presque plus de douleurs dans les articulations atteintes; les gonflements ont complètement disparu, à part un léger empâtement autour de l'articulation tibio-tarsienne droite. Le malade peut marcher assez facilement et pendant longtemps; il a retrouvé tout son appétit. Un mois après, nous avons appris que M. N... était complètement rétabli.

OBSERVATION IX

Rhumatisme chronique partiel suivi d'atrophie musculaire.

Mme H..., cinquante-quatre ans, tempérament sanguin, constitution forte : n'a jamais eu de douleurs rhumatismales. Pas d'antécédents héréditaires.

Au mois de décembre 1889, à la suite d'un coup sur le condyle externe du fémur gauche, elle ressentit sur ce point une légère douleur qui disparut au bout de deux jours. A la fin du mois de février 1890, la malade se disposait à sortir de sa chambre, lorsque, subitement, et sans pouvoir en expliquer la cause, elle éprouva une douleur très violente dans le genou gauche. En vain, après s'être assise quelques instants, essaya-t-elle de marcher ; il lui fut impossible de faire un pas et, dans la soirée, il se produisit dans l'articulation un gonflement, qui persista les jours suivants. Lorsque Mme H... était couchée, elle ne pouvait tenir sa jambe gauche qu'allongée ; dans cette position elle n'éprouvait pas de douleur et il en était de même lorsque, étant assise sur un fauteuil, elle posait son pied par terre. Certains mouvements provoqués du membre occasionnaient des douleurs très aiguës dans l'articulation. A cette époque, il fut employé comme traitement des vésicatoires, des badigeonnages de teinture d'iode, et à plusieurs reprises des pointes de feu. Plus tard, la jambe gauche fut placée dans un appareil inamovible. Mme H... n'a jamais eu de fièvre et son état général a toujours été bon. Lorsqu'elle nous est adressée, c'est-à-dire le 16 juin, elle ne peut se tenir debout qu'en s'appuyant sur des béquilles, et la marche est tout à fait impossible. Nous constatons que les mouvements provoqués de l'articulation sont toujours douloureux ; il n'existe point d'épanchement et on ne constate pas la présence de corps étrangers dans l'articulation. Par la pression, on provoque de la douleur à la partie externe du condyle externe du fémur et à la partie interne du condyle interne au-dessus de l'inter-ligne articulaire. Il existe du gonflement autour du genou et de l'empâtement dans la partie inférieure de la cuisse, dans la jambe et le pied.

TRAITEMENT. — Nous débutons, le matin, par un bain de boues de la jambe et de la cuisse ; le soir, par une douche écossaise en pluie sur l'articulation malade.

Le cinquième jour du traitement, le gonflement, qui a sensiblement diminué, met à découvert les tissus péri-articulaires, qui sont un peu atrophiés. Nous constatons un amaigrissement assez étendu de la cuisse et une atrophie assez prononcée du triceps crural. A partir de ce moment Mme H... prend, le matin, un bain de boues général à 42 degrés et, le soir, une douche écossaise en insistant sur l'articulation du genou. Le douzième jour du traitement, elle commence à marcher assez facilement en s'appuyant sur le bras d'une personne ; les mouvements de l'articulation sont moins difficiles et moins douloureux et quand, après vingt-deux jours de séjour, la malade quitte l'établissement, l'amaigrissement de la cuisse et l'atrophie du triceps sont moins prononcées, la jambe et le pied sont moins empâtés et le membre inférieur gauche a repris une partie de sa vigueur.

Passant par Paris pour rentrer dans sa famille, Mme H...
consulte M. le Dr Péan, chirurgien des hôpitaux, qui l'engage,
afin d'accentuer les effets obtenus par le traitement thermal,
à faire usage du massage et de l'électricité. Sur son conseil,
elle revient à Préchacq à la fin du mois d'août.

Nous constatons alors que la cuisse et la jambe se sont
encore fortifiées, et quand, après un nouveau traitement de
dix-sept jours par les bains de boues, Mme H... quitte une
seconde fois l'établissement, les mouvements de l'articulation
du genou s'exécutent avec facilité, l'atrophie musculaire et
péri-articulaire a presque complètement disparu. En s'appuyant
sur une canne, M^{m} H... peut faire des promenades d'un
kilomètre sans éprouver de fatigue ; c'est à peine s'il lui reste
une légère claudication.

OBSERVATION X

Atrophie musculaire consécutive à une arthrite.

M. Sch..., trente ans. — Il y a cinq ans il fit une chute sur
le genou gauche, qui occasionna une luxation de l'articulation
du genou ; cette luxation ne fut pas complètement réduite.
A la suite de cet accident, il se déclara une arthrite aigüe, qui
fut suivie de l'atrophie assez prononcée du triceps crural, des
muscles de la partie postérieure de la cuisse et d'une grande
faiblesse des muscles de la jambe.

Actuellement, cet état persiste ; certains mouvements de
l'articulation, surtout ceux de flexion, sont très gênés. On

perçoit des craquements dans l'articulation du genou qui se trouve dévié en dedans par suite de la réduction incomplète.

Depuis quelque temps, le malade ressent des douleurs parfois assez vives sur le trajet du nerf sciatique et dans le talon; aussi la marche est-elle assez pénible. Enfin, il y a trois mois, il se produisit une légère poussée de rhumatisme dans le poignet droit qui est encore un peu douloureux. Etat général bon.

TRAITEMENT. — Le matin, bain de boues suivi du massage des muscles atrophiés.

Le soir, douche écossaise générale, précédée d'une séance d'électricité (courants continus).

Bien que M. Sch... n'ait suivi ce traitement que durant quinze jours, l'atrophie du triceps crural et des muscles de la partie postérieure de la cuisse est moins prononcée; les douleurs ont cessé, la marche est devenue plus facile.

OBSERVATION XI

Endométrite catarrhale chronique.

Mme S..., trente-six ans, tempérament nerveux, constitution moyenne, nous est adressée le 8 novembre 1889.

Réglée à quatorze ans, Mme S... a toujours eu une menstruation régulière. Elle se maria, eut cinq grossesses et cinq accouchements naturels, le dernier il y a six ans.

A la suite de la quatrième grossesse, elle commença à éprouver quelques douleurs dans le bas-ventre et la région lombaire; ces douleurs, plus violentes aux époques mensuelles, étaient suivies de pertes blanches. Bien que l'appétit se maintînt et que les digestions fussent faciles, la malade ressentait de temps en temps des douleurs dans le creux épigastrique. Depuis le mois de mars dernier, les crises douloureuses sont devenues plus fréquentes et plus violentes; leucorrhée très abondante, sommeil très irrégulier.

A la suite d'un traitement ordonné par M. le professeur Vergely dans le courant du mois de septembre, Mme S... éprouva un peu de soulagement; les douleurs lombaires et abdominales furent moins fortes.

Etat actuel. — Appétit assez irrégulier; palpitations de cœur sans bruit de souffle; sensation de boule, tristesse générale. La malade est devenue très impressionnable et a perdu le sommeil. Elle ressent toujours de la douleur dans la région lombaire et le bas-ventre; elle continue à avoir des pertes blanches assez abondantes.

Le toucher vaginal permet de constater une légère antéversion du col et une inclinaison de l'utérus à droite. Si on essaie de soulever cet organe, la malade éprouve de la douleur; en poussant légèrement le doigt indicateur à droite, on trouve de l'empâtement. A la palpation, douleur assez étendue dans le côté droit de l'abdomen.

Traitement. — Le matin, la malade étant couchée dans son lit, douche vaginale de 34 à 38 degrés, de huit minutes de durée.

Le soir, douche écossaise générale. A partir du huitième

jour, douche vaginale de 30 à 25 degrés, de trois minutes de durée, le matin.

Le soir, bain de siège à épingles froid d'une minute suivi d'une douche en jet brisé de 30 à 20 degrés généralisée, percussive sur le tronc et les épaules de trente secondes. Matin et soir, un verre d'eau sulfureuse en boisson.

Après dix-sept jours seulement de traitement, l'état de la malade s'est sensiblement amélioré ; les palpitations de cœur ont cessé, le sommeil est revenu, les douleurs abdominales et lombaires sont moins fréquentes et moins fortes, la leucorrhée a presque totalement disparu.

OBSERVATION XII

Métrite chronique, chloro-anémie.

Mme B..., vingt-six ans, tempérament lymphatique, constitution assez faible, entre le 18 août 1889. Règles dès l'âge de quinze ans. Menstruation régulière. Mme B .. a eu un enfant à l'âge de vingt-trois ans. La grossesse et l'accouchement se sont passés sans accident ; mais, depuis cette époque, la malade a toujours souffert du bas-ventre. Les digestions sont devenues difficiles ; il s'est déclaré une leucorrhée abondante.

ÉTAT ACTUEL. — Sensation de pesanteur dans le bas-ventre ; douleur dans les régions abdominale et lombaire, augmentant avec la marche. Pertes blanches presque continues ; appétit presque nul ; état anémique assez prononcé. Par le toucher vaginal, on constate une légère antéversion utérine; le col est mou et hypertrophié.

Traitement. — Le matin, douche vaginale à pression faible de 30 à 18 degrés, de deux minutes de durée, suivie d'un bain de siège à épingles, modérément froid, d'une minute, avec douche générale de 30 à 15 degrés d'une minute.

Le soir, douche générale en jet brisé de 25 à 15 degrés, localisée principalement sur les régions supérieures. Matin et soir, un verre d'eau sulfureuse en boisson.

Mme B... suit ce traitement pendant dix-neuf jours, et part très sensiblement améliorée. Les douleurs lombaires et abdominales ont presque complètement disparu ; les pertes leucorrhéiques ont cessé; l'appétit est revenu ; les forces ont augmenté, et l'état général s'est fortement relevé.

OBSERVATION XIII

Aménorrhée, chloro-anémie.

Mlle B..., dix-sept ans, tempérament lymphatique, constitution moyenne, arrive le 3 juillet 1889. Mlle B... a été réglée à l'âge de quatorze ans ; ses menstrues ont été assez régulières jusqu'à l'âge de seize ans. A cette époque, sa croissance ayant été très hâtive, elle perdit son appétit et commença à éprouver de l'essoufflement, lorsqu'elle essayait de marcher un peu vite. Depuis six mois, l'hémorragie mensuelle est remplacée par une légère leucorrhée, qui occasionne quelques douleurs abdominales. Les digestions sont difficiles ; le sommeil est irrégulier. La malade est devenue anémique ; les bruits du cœur sont précipités ; il existe un léger bruit de souffle au premier temps et à la pointe, se prolongeant dans les vaisseaux du cou. Mlle B... se sent assez faible.

TRAITEMENT. — Le matin, douche écossaise. Le soir, douche générale, en jet brisé, froide, percussive sur le bassin d'une minute de durée. Un verre d'eau sulfureuse en boisson, matin et soir. Le dix-huitième jour du traitement, après deux ou trois heures de légères coliques, les règles apparaissent. Déjà depuis huit jours, une grande amélioration s'est produite dans l'état de cette jeune fille.

L'appétit et le sommeil sont revenus ; la marche est plus facile et la faiblesse est moins prononcée.

Mlle B... revient à la fin du mois de septembre à Préchacq. Elle nous apprend que, depuis son départ, sa santé a été assez bonne, que ses menstrues ont été régulières et, lorsque, après un nouveau traitement de quatorze jours, elle quitte l'établissement, elle n'éprouve plus de palpitations de cœur, elle mange avec plaisir et appétit et son état général s'est fortement reconstitué.

OBSERVATION XIV

Bronchite catarrhale chronique, laryngite.

Mme G..., trente-huit ans, tempérament lymphatique, constitution médiocre, arrive le 5 septembre 1889.

Il y a quatre ans, elle a eu une pneumonie double ; depuis

cette époque, chaque hiver, elle a eu plusieurs bronchites plus ou moins fortes.

ETAT ACTUEL. — La malade tousse beaucoup depuis trois mois; la respiration est obscure au sommet des deux poumons. On y perçoit des râles sibilants, et à la base quelques râles sous-crépitants : il y a retentissement de la voix et une expectoration assez abondante, surtout le matin. Il existe de la douleur dans la gorge, dont la muqueuse est tuméfiée, et une légère extinction dans la voix. L'état général laisse à désirer ; peu d'appétit ; menstrues régulières.

TRAITEMENT. — Eau sulfureuse en boisson : un demi-verre matin et soir au début, pour arriver progressivement à deux verres par jour.

Le matin, bain sulfureux à 37 degrés, suivi d'une pulvérisation. Le soir, gargarisme, douche chaude généralisée, à jet brisé, de huit minutes de durée. Après vingt-un jours de traitement, une grande amélioration s'est produite dans l'état de la malade. L'expectoration a considérablement diminué ; la respiration est moins obscure ; plus de râles sous-crépitants, quelques râles muqueux disséminés. La voix n'est plus voilée ; l'appétit est assez soutenu. La malade part en bon état.

OBSERVATION XV

Congestion pulmonaire chronique.

Mme V..., cinquante-deux ans, tempérament lymphatico-nerveux, constitution moyenne, entre le 10 juin 1889.

Pas d'antécédents tuberculeux dans sa famille. En 1885

et en 1887, Mme V... a eu une pneumonie droite ; depuis cette époque, elle a toujours été gênée dans sa respiration et a vu ses forces diminuer malgré un traitement suivi à Cauterets en 1888.

ETAT ACTUEL. — La malade tousse toujours beaucoup ; l'expectoration est abondante ; les crachats sont opaques, jaune verdâtre, nummulaires. On constate de la submatité au sommet du poumon droit et de la matité à la base. Il existe un râle à grosses bulles dans ce dernier point, accompagné de souffle tubaire et de bronchophonie très marquée. La malade ne présente qu'un peu d'exagération dans le murmure vésiculaire du poumon gauche. Son état général laisse à désirer ; sommeil agité, parfois sueurs nocturnes abondantes, appétit capricieux.

TRAITEMENT. — Le matin, bain sulfureux à 36 degrés. Le soir, pédiluve à eau courante de cinq minutes. A partir du sixième jour, le bain de pieds est remplacé par une douche tempérée de dix minutes, à jet brisé sur tout le corps et terminée par un jet chaud plein sur les pieds. Matin et soir, au début, un demi-verre d'eau sulfureuse pour arriver progressivement à deux verres par jour. Au départ de la malade, après dix-huit jours de traitement, la toux a considérablement diminué ; l'expectoration a changé d'aspect ; elle est muqueuse, aérée. Plus de submatité à la base ; les grosses bulles disséminées ont disparu et sont remplacées par quelques craquements humides. Mme V... dort mieux, mange bien et a repris des forces.

La congestion chronique du poumon droit a disparu en grande partie.

OBSERVATION XVI

Bronchite chronique, emphysème pulmonaire.

M. L..., cinquante-sept ans, tempérament sanguin, constitution assez forte, nous est adressé le 8 août 1890.

Depuis plusieurs années, M. L... est sujet à des bronchites parfois aiguës. Cet hiver, à la suite d'une rechute, sa respiration est devenue courte; la moindre marche lui occasionne une fatigue extrême, et, chaque fois que l'atmosphère devient plus froide ou plus humide, le malade éprouve de véritables accès d'asthme qui troublent sa digestion et son sommeil. A l'examen, il nous est facile de constater une sonorité exagérée, une diminution du bruit respiratoire, de gros râles sibilants et humides principalement dans le poumon droit. Les crachats sont épais, verdâtres et visqueux.

TRAITEMENT. — Matin et soir, pédiluves à eau courante de quinze minutes de durée; deux verres d'eau sulfureuse au début, pour arriver progressivement à quatre verres par jour. Après dix jours de traitement, la toux a diminué, l'expectoration est devenue plus facile et moins visqueuse. Au départ du malade, la respiration est plus libre; les râles ont à peu près disparu; il ne reste qu'une faible dyspnée causée par l'emphysème.

OBSERVATION XVII

Rhumatisme asthénique et nerveux.

Mme S..., cinquante-cinq ans, tempérament lymphatico-nerveux, constitution délicate, arrive le 7 juillet 1890. Pas d'antécédents héréditaires, ménopause depuis quatre ans.

La malade éprouve, depuis sept à huit ans, de la dyspepsie et des palpitations nerveuses.

Il y a quelques mois, elle ressentit pour la première fois dans les bras et les avant-bras des douleurs nervo-musculaires qui se terminaient presque toujours par un prurigo assez intense ; ces douleurs gagnèrent peu à peu les parois du thorax et du dos où elles se localisèrent tandis que le prurigo se généralisait.

ETAT ACTUEL. — La dyspepsie et les palpitations existent toujours ; la moindre émotion, la moindre contrariété met la malade dans une agitation extrême. Pas d'appétit, pas de sommeil. Les douleurs intercostales sont toujours très fréquentes et très violentes ; depuis quelque temps le prurigo a disparu. Il existe une leucorrhée assez abondante qui ne fait qu'augmenter la faiblesse de la malade.

TRAITEMENT. — Le matin, bain demi-sulfureux à 34 degrés. Le soir, douche vaginale tempérée, d'une minute et demie de durée, suivie d'une douche tempérée, à jet brisé, généralisée, de six minutes de durée. Eau sulfureuse en boisson, un verre matin et soir. Quand, après vingt jours de traitement, la malade quitte l'établissement, les douleurs et les palpitations ont cessé, les pertes leucorrhéiques ont diminué, l'appétit et le sommeil sont revenus. L'état général est meilleur.

OBSERVATION XVIII

Dyspepsie.

M. F..., trente ans, tempérament lymphatique, constitution délicate, entre le 1er août 1889.

M. F... s'est toujours assez bien porté jusqu'à l'âge de vingt-quatre ans. A cette époque il commença à souffrir de l'estomac. Peu à peu l'appétit diminua, les digestions devinrent difficiles ; parfois elles étaient suivies de vomissements, trois ou quatre heures après le repas.

Depuis huit mois, le malade est soumis au régime lacté.

ETAT ACTUEL. — M. F... se trouve dans un état de débilité assez prononcé ; son amaigrissement est notable ; à part le lait, il digère difficilement tout autre aliment ; la pression sur l'estomac est douloureuse et provoque des éructations.

TRAITEMENT. — Le matin, bain sulfureux à 35 degrés. Le soir, douche tempérée et brisée les huit premiers jours ; douche écossaise à partir de la deuxième semaine. Matin et soir, un verre d'eau sulfureuse en boisson ; à la fin de la saison, le malade boit quatre verres d'eau par jour. Après cinq ou six jours de traitement, M. F... ressent un bien-être général ; les douleurs épigastriques disparaissent peu à peu ; plus de vomissements ; le régime lacté est abandonné, les aliments sont facilement digérés. Le malade part très bien, après dix-neuf jours de traitement.

OBSERVATION XIX

Gastro-entéralgie.

M. D..., vingt-sept ans, tempérament bilio-lymphatique, constitution moyenne, arrive le 10 septembre 1890 à l'établissement.

Le malade a fait une partie de son service militaire en Cochinchine. Durant son séjour dans cette colonie, il a été atteint, à plusieurs reprises, de dysenterie, et à partir de cette époque, il a ressenti des douleurs assez violentes du côté de l'estomac et du ventre. Depuis quatre ans qu'il est rentré dans ses foyers, ces douleurs reparaissent de temps en temps, surtout avec les changements de température.

Les digestions sont devenues difficiles ; souvent elles sont accompagnées soit d'une constipation opiniâtre, soit de diarrhée ; parfois, il survient des vomissements, quelques heures après les repas.

ETAT ACTUEL. — M. D... nous paraît passablement amaigri ; il éprouve toujours des douleurs épigastriques s'irradiant dans tout l'abdomen. L'appétit est diminué, les digestions sont souvent pénibles.

TRAITEMENT. — Le matin, bain sulfureux à 35 degrés. Le soir, douche générale tempérée, brisée sur le creux de l'estomac. Matin et soir, un verre d'eau sulfureuse en boisson ; cette dose est portée, au bout de quelques jours, à quatre verres. Quant, après dix-sept jours de traitement, le malade quitte l'établissement, les douleurs gastro-intestinales ont complètement cessé ; les digestions sont devenues moins laborieuses. M. D..., qui ne se mettait à table qu'avec une certaine répugnance pour les aliments, mange avec appétit et son état général est bon.

OBSERVATION XX

Entérite chronique.

M. G..., trente-cinq ans, tempérament bilieux, constitution moyenne, arrive le 13 septembre 1890.

M. G... a longtemps habité les pays chauds, et, à plusieurs reprises, il a été atteint de dysenterie. Rentré en France, au mois de mai dernier, dès son arrivée il ressentit quelques douleurs dans l'abdomen, douleurs qui ont été assez violentes durant les mois de juillet et d'août.

Peu à peu les digestions sont devenues difficiles ; souvent elles ont été suivies de coliques et de diarrhée. Actuellement les douleurs sont moins aiguës ; mais elles existent toujours sur le trajet du gros intestin ; une constipation assez opiniâtre a remplacé la diarrhée. On constate une légère congestion dans la région du foie, qui est un peu douloureuse à la pression. Le malade a perdu l'appétit ; il sent que ses forces diminuent chaque jour.

TRAITEMENT. — Bain sulfureux à 36 degrés. Le matin, douche tempérée et généralisée ; le soir, eau sulfureuse en boisson, deux verres au début pour arriver à quatre verres par jour. Dès les premiers jours du traitement, les digestions deviennent plus faciles, les selles sont naturelles, et, quand M. G... quitte l'établissement, il n'éprouve plus de douleurs abdominales.

OBSERVATION XXI

Eczéma accidentel de l'avant-bras.

M. S..., âgé de trente-huit ans, tempérament sanguin, constitution forte, entre le 17 juillet 1890.

Père herpétique. Lui-même a eu à plusieurs reprises des poussées furonculeuses. Cet hiver, à la suite d'une chute de voiture, il a eu un phlegmon de l'avant-bras gauche, qui a été suivi d'un eczéma, intéressant, au bout de quelques jours, toute la face antérieure de l'avant-bras et une partie de sa face postérieure.

ETAT ACTUEL. — Nous constatons que l'eczéma, qui a à peu près disparu à la face postérieure, existe encore à la face antérieure, depuis la partie moyenne de l'avant-bras jusqu'au poignet, dont l'articulation est un peu gonflée. Sur plusieurs points, l'éruption a un caractère vésico-pustuleux, et le malade éprouve souvent une grande démangeaison. L'état général est bon.

TRAITEMENT. — Matin et soir, un bain sulfureux à 34 degrés. Au début, deux verres d'eau sulfureuse en boisson, pour arriver progressivement à quatre verres par jour.

Après dix-huit jours de traitement, la maladie s'est bien amendée. Il n'y a plus de prurit ; le gonflement de l'articulation du poignet n'existe plus ; il ne reste que quelques petites taches d'eczéma sec.

OBSERVATION XXII

Eczéma du cou et impétigo des cuisses.

Mme C.. ., soixante-trois ans, tempérament légèrement lymphatique, constitution moyenne, nous est adressée le 15 mai 1890.

Depuis quelques années, la malade est sujette à des douleurs rhumatismales peu aiguës, se localisant le plus souvent dans les épaules, sans produire de gonflement articulaire. Il y a quatre ans, pour la première fois, une plaque eczémateuse fit son apparition sur le côté droit du cou ; peu à peu elle s'étendit jusqu'à la clavicule avec une largeur de cinq à huit centimètres. A la même époque, il survint à la partie supérieure et interne des cuisses un impétigo qui provoqua un prurit assez intense. Actuellement, Mme C.... se trouve dans le même état, mais le prurit est devenu très rare.

TRAITEMENT. — Le matin, bain sulfureux tempéré, de quarante-cinq minutes de durée. Le soir, pédiluve de dix minutes de durée. Matin et soir, un verre d'eau sulfureuse en boisson.

Lorsque la malade quitte l'établissement, après vingt jours de séjour, l'impétigo a complètement disparu, et il ne reste plus sur le cou que deux petites taches comme une pièce de cinquante centimes.

CONCLUSION

Notre court mémoire suffira, nous l'espérons, pour fixer le corps médical sur la valeur des Eaux et des Boues de Préchacq-les-Bains, et, si nos confrères considèrent que cette charmante station, desservie par la gare de Laluque (ligne de Bordeaux à Bayonne), est située au milieu d'une magnifique forêt de chênes; qu'elle jouit d'un climat doux, surtout au printemps et à l'automne; que la chaleur de l'été y est toujours tempérée par la fraîcheur due aux arbres séculaires qui l'entourent et au voisinage des rives de l'Adour; que le nouvel établissement, ouvert du 1er mai au 1er novembre, possède le plus grand confortable; qu'il joint au traitement minéro-thermal le traitement hydrothérapique, le massage et l'électricité; que les baigneurs trouvent des distractions variées dans l'enclos; qu'au dehors, ils ont la pêche, la chasse, d'agréables excursions; ils ne seront pas surpris que nous comptions qu'ils voudront bien s'intéresser à cette station et y adresser ceux de leurs malades dont les affections sont justiciables de ses Eaux et de ses Boues véritablement naturelles et efficaces.

Bordeaux. — Imprimerie Nouvelle A. Bellier et Ce, 16, rue Cabirol.

www.ingramcontent.com/pod-product-compliance
Lightning Source LLC
Chambersburg PA
CBHW050533210326
41520CB00012B/2559